Made in the USA
Las Vegas, NV
09 December 2023

82416835R00057